PUBLICATIONS DU JOURNAL DES SCIENCES MÉDICALES DE LILLE.

KYSTE DENTAIRE

DÉVELOPPÉ

DANS LE SINUS MAXILLAIRE

Par le Dr J. REDIER,

Professeur à la Faculté libre de Médecine et de Pharmacie de Lille.

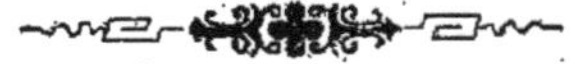

PARIS,
LIBRAIRIE J.-B. BAILLIERE ET FILS,
19, RUE HAUTEFEUILLE, 19
(près du boulevard Saint-Germain).
1881.

PUBLICATIONS DU JOURNAL DES SCIENCES MÉDICALES DE LILLE.

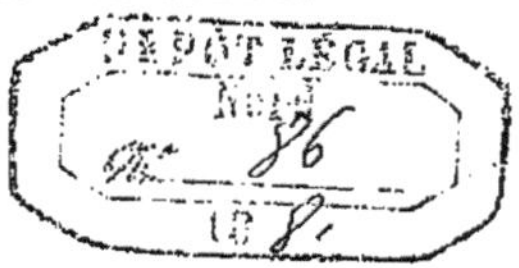

KYSTE DENTAIRE

DÉVELOPPÉ

DANS LE SINUS MAXILLAIRE

Par le Dr J. REDIER,

Professeur à la Faculté libre de Médecine et de Pharmacie de Lille.

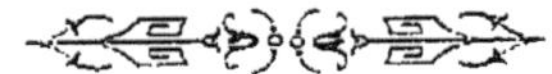

PARIS,

LIBRAIRIE J.-B. BAILLIÈRE ET FILS

19, RUE HAUTEFEUILLE, 19

(près du boulevard Saint-Germain).

1881.

KYSTE DENTAIRE

DÉVELOPPÉ DANS LE SINUS MAXILLAIRE.

---

*Kyste périostique de la première molaire supérieure droite ;
développement de la poche kystique dans la cavité du
sinus ; suppuration. — Extraction de la dent : diminution
lente et graduelle de la suppuration. — Oblitération de
l'ouverture d'évacuation : accidents aigus d'inflammation,
ostéite et nécrose du maxillaire supérieur. — Ablation de
séquestres représentant la plus grande partie de cet os ;
guérison.*

D... Joseph, âgé de 17 ans, doreur sur bronze à Lille ;
tempérament lymphatique ; a toujours joui d'une bonne
santé.

Dans le courant de l'année 1875, a remarqué que sa joue
droite était plus volumineuse que la gauche ; il crut avoir une
fluxion, mais comme il ne ressentait aucune douleur ni du
côté de la joue, ni du côté des dents, il n'attacha d'abord au-

cune importance au gonflement qu'il avait constaté ; mais celui-ci, loin de se dissiper, augmenta progressivement.

En mars 1877, 18 mois après qu'il eut remarqué pour la première fois la tuméfaction de la joue, il reçut au-dessus de la fosse canine du même côté un violent coup de tête, à la suite duquel la joue augmenta encore de volume. Un petit abcès serait même survenu après cet accident ; le malade parle en effet *d'un bouton* qui aurait donné lieu à un écoulement de pus peu abondant pendant une dizaine de jours. Le seul traitement qui fut fait alors consista en applications de spara-drap diachylon. Depuis cette époque, et bien qu'aujourd'hui il ne reste aucune trace de cet accident, la région contuse est restée sensible à la pression.

En avril 1877, le malade remarqua que la première grosse molaire supérieure droite était cariée ; la couronne de cette dent se brisa quelque temps après ; mais, à aucune époque, D... ne ressentit de douleur de ce côté.

En novembre 1877, il observa que du pus s'écoulait au niveau des racines de la dent brisée ; cet écoulement continuel et peu abondant l'obligeait à cracher souvent et lui infectait l'haleine. Aussi, pour remédier à cet inconvénient, il consulta un pharmacien qui, autant qu'il est possible de le supposer par la description du malade, ordonna un gargarisme antiputride.

Bien que la tumeur n'augmenta plus de volume, le malade, fatigué de cette suppuration que le gargarisme du pharmacien n'avait pu tarir, se décide à consulter un officier de santé au mois de juin 1878. Celui-ci attribue les accidents au coup reçu sur la joue ; il prescrit de l'huile de foie de morue et de la tisane de houblon, et conseille pourtant au malade de se faire extraire les débris de la première grosse molaire lorsqu'ils le feront souffrir.

Aucune amélioration ne suivant ces nouvelles prescriptions, D... s'adressa à M. le docteur Van Peteghem qui, après avoir constaté l'affection du sinus 'engagea à venir me voir.

Le 12 août 1878, le malade vient en effet me consulter à la clinique.

Etat du malade le 12 août 1878. — Là joue droite notablement tuméfié est en même temps un peu plus rouge que la gauche. Un ruban métrique appliqué du point de jonction du lobule de l'oreille avec la joue, à la partie inférieure du sillon de l'aile du nez, direction à peu près rigoureusement horizontale, donne les mesures suivantes :

> A droite (côté malade)......... 118 mm.
> A gauche...................... 113

Différence en faveur du côté malade : 5 mm.

L'œil droit est légèrement plus élevé que le gauche, sans exophthalmie ni trouble visuel. La commissure des lèvres du même côté est abaissée. La mensuration donne les résultats suivants :

De la limite externe de la commissure des paupières (celles-ci étant fermées), à la commissure des lèvres (la bouche étant également fermée), en ligne droite :

> Côté droit (côté malade) .... 72 mm.
> Côté gauche...................... 67 ,

Différence en faveur du côté malade : 5 mm.

De sorte que la région de la joue est manifestement augmentée dans sa totalité.

La peau est mobile, sans adhérence ni cicatrice au niveau de la région qui fut le siège de la contusion signalée plus haut.

Les fosses nasales ne présentent rien de particulier, ni déplacement de la cloison, ni saillie des cornets, ni déviation de la paroi externe. Il n'y a jamais eu d'écoulement de matières purlentes ou autres par le nez.

En examinant la bouche, la première chose qui frappe le regard est la déformation de la voûte palatine : une saillie assez notable existe du côté droit et le raphé médian est rejeté à gauche. La muqueuse a conservé sa coloration normale, et l'on sent nettement avec le doigt la voute osseuse simplement déplacée , mais sans production pathologique d'aucune sorte ; la muqueuse est adhérente et lisse.

Le sillon supérieur du vestibule est normal , on sent à peine une légère tuméfaction au niveau de la fosse canine.

Pas de stomatite.

Toutes les dents de la machoire supérieure droite sont intactes, sauf la première grosse molaire dont la couronne est totalement détruite. La 3e molaire ou dent de sagesse n'a pas encore fait son éruption.

Je diagnostique provisoirement un abcès du sinus consécutif à une périostite de la 1re molaire et je propose au malade qui l'accepte, l'extraction des débris de cette dent. Les deux racines externes sont d'abord enlevées facilement et ne présentent rien de particulier : l'antérieure, plus volumineuse, a un cent. de longueur et est, en partie , dépourvue de son périoste ; la postérieure n'a que 5 à 6 mm.

La racine palatine est ensuite enlevée avec précaution dans la crainte qu'elle ne soit refoulée dans le sinus; elle n'a que 3 mm. de longueur, est complètement dépourvue de périoste et baignée de pus.

Au moment de son extraction, un flot de pus verdâtre, épais et fétide, s'écoule dans la bouche. Il m'est impossible d'en évaluer exactement la quantité, mais je l'estime au moins à une grande cuillérée à bouche.

Introduction d'un stylet dans la cavité de l'alvéole : l'instrument, introduit perpendiculairement, vint heurter un plan résistant après avoir pénétré à une profondeur qui, mesurée depuis l'entrée de l'alvéole, est de 3 cent.

L'orifice alvéolaire est dilaté de manière à permettre l'introduction d'une sonde de femme : lavages à grande eau jusqu'à ce que celle-ci sorte limpide. le liquide ne passe pas par le nez.

13 Août. — Pendant la nuit, écoulement de sérosité sanguinolente, pas de douleur.

Depuis le matin l'écoulement a presque cessé. Cependant l'introduction d'un stylet dans l'alvéole en suivant l'orifice partiellement oblitéré par des portions de muqueuse tuméfiée, détermine la sortie d'une petite quantité de liquide rougeâtre mélangé de pus.

16 août. — Écoulement continu, mais très peu abondant de liquide purulent et sanguinolent. Pas de mauvaise odeur.

L'orifice se maintient ouvert avec ses dimensions premières. Le malade accuse un peu de sensibilté de la 2e molaire dont la racine antérieure externe a été partiellement découverte par la plaie d'extraction. La tuméfaction de la joue paraît avoir un peu diminué, au dire même du malade.

Lavages à l'eau froide.

A partir de cette époque, le malade fut abandonné à lui-même avec la recommandation expresse d'introduire quotidiennement un stylet par l'orifice alvéolaire pour empêcher son oblitération jusqu'à l'époque probablement très éloignée où la cavité sera complétement effacée.

Il vient me voir régulièrement tous les mois ; je constate le maintien de l'ouverture et je fais une injection de teinture d'iode étendue dans la cavité.

Aucune modification intéressante à signaler ne se produisit jusqu'au 20 avril 1879, époque à laquelle éclatent de nouveaux accidents.

Dans la matinée du *20 avril*, D... vient me trouver, très inquiet des phénomènes qui se sont produits brusquement dans la nuit.

La veille au soir, ayant éprouvé une sensation de pesanteur et de tension dans la joue du côté malade, et attribuant avec raison ces sensations à ce qu'il avait omis depuis une dizaine de jours d'introduire, comme il l'avait fait jusqu'ici tous les soirs, un stylet dans l'orifice alvéolaire, il voulut y pénétrer et constata que cet orifice était oblitéré.

Il fit alors, au moyen d'une tige métallique provenant de la monture d'une paire de lunettes, des tentatives réitérées pour rétablir l'ouverture ; il n'y parvint qu'avec peine et détermina par ses manœuvres un petit écoulement sanguin suivi de l'évacuation d'une petite quantité de pus provenant de la cavité kystique.

Le lendemain matin, au réveil, la sensation de tension observée la veille était beaucoup plus marquée ; je trouve la peau de la joue rouge et chaude ; le stylet que j'introduis dans l'ori- n'y pénétre que difficilement et ne détermine qu'un très léger écoulement.

Prescription : Limonade purgative,
Gargarismes émollients,
Injections tièdes dans la cavité.

Le *21 avril*. — Le malade a dû rester au lit ; il a une fièvre intense, la joue est fortement tuméfiée et rouge ; la muqueuse gingivale est boursouflée et il est impossible de pénétrer dans la cavité. Une tumeur du volume d'une grosse noisette et qui paraît remplie de liquide s'est développée sur la voute palatine en avant et à droite.

Je propose au malade l'extraction de la 2ᵉ prémolaire, dans le but de créer par le fond de l'alvéole une large voie de communication avec la cavité kystique.

Le malade refuse et ne consent qu'à se laisser ouvrir la tumeur de la voute palatine : l'incision faite largement et jusqu'à l'os ne donne lieu à aucun écoulement de pus ou de sérosité ; une hémorrhagie assez abondante due évidement à la section de l'une des artères palatines produit une saignée de 350 gr. environ, circonstance que je ne regrette pas et que je considère même comme susceptible d'amener une détente des phénomènes inflammatoires.

Dans la journée, les phénomènes d'inflammation locale et la fièvre deviennent plus intenses ; le malade appelle à lui un officier de santé qui le rassure et qui, sans soupçonner l'affection du sinus, diagnostique un érysipèle et prescrit des cataplasmes.

Le *29 avril.* — 8 jours après, le malade que j'avais dû abandonner me supplie de revenir à lui ; je le trouve encore au lit, mais avec moins de fièvre. L'état local est le suivant :

Tuméfaction et rougeur de la joue.

Les gencives du côté malade sont rouges, gonflées, saignantes, et par la pression laissent suinter du pus qui s'échappe en grande abondance au niveau de toutes les dents de ce côté; en même temps, le doigt sent une crépitation emphyzémateuse très manifeste, et de nombreuses bulles de gaz s'échappent avec le pus par la pression.

La tumeur de la voute palatine a persisté ; en la comprimant, on la vide de son contenu, et l'on voit en même temps des bulles d'air s'échapper au niveau de la partie postérieure du collet des dents de la région voisine.

Les dents prémolaires, la canine et les incisives, sont mobiles et commme allongées.

Je propose encore l'extraction de la 2e prémolaire, et la création d'une large voie de communication entre la bouche et la cavité kystique par le fond de l'alvéole de cette dent. Le malade refuse de nouveau, malgré la menace d'accidents de nécrose plus ou moins étendue que je considère comme inévitables et dont je cherche à lui faire comprendre la gravité.

Durant cette période d'accidents aigus, il n'y a eu aucun écoulement par les narines, sauf un jour, pendant que je ne voyais plus le malade, où il se serait écoulé une petite quantité de sang et de pus qui aurait taché l'oreiller. Mais il n'y a pas eu d'écoulement subit et abondant et le malade ne peut dire dans quelle proportion les souillures de son oreiller doivent être attribuées à l'écoulement du nez ou à celui de la bouche qui est constant depuis le début des accidents aigus (salive ; mélange de pus et de sang).

Prescription : Gargarismes émollients antiputrides alternes.

Jusqu'au *15 mai*, il n'y a aucun changement notable : même état local ; l'état général s'améliore néanmoins un peu.

A partir de cette époque, D... commence à se lever ; la suppuration qui s'écoule au niveau du collet des dents est toujours très abondante, mais je ne constate plus de crépitation gazeuse. Les deux prémolaires, la canine et les 2 incisives du côté malade ne tiennent plus que par des adhérences très faibles et présentent cette teinte grisâtre caractéristique des dents dont la pulpe a été frappée de gangrène.

Je pratique l'extraction des 2 prémolaires, et immédiatement après, je constate que la portion du rebord alvéolaire dans laquelle ces dents étaient implantées est mobile ; avec des pinces à dissection j'en peux faire l'ablation immédiate et je retire ainsi un séquestre assez volumineux.

On peut dès lors pénétrer dans la cavité kystique, et j'y fais des lavages abondants qui déterminent un léger écoulement de sang.

Le 21 mai, extraction de la canine et des incisives, immédiatement suivie de l'ablation d'un sequestre considérable représentant toute cette portion du maxillaire supérieur qui s'étend du bord interne de l'os en dedans, au niveau de la première prémolaire en dehors, se prolonge en haut jusqu'à la naissance de la branche montante et comprend en bas et en arrière la partie antérieure de la voute palatine.

Le 26 mai, extraction d'un nouveau sequestre représentant une petite portion du plancher de l'orbite, et cette partie du maxillaire supérieur qui correspond au trou sous-orbitaire.

En explorant la sensibilité de la région, je constate que toute cette partie de la face qui est innervée par les ramifications du nerf sous-orbitaire, est absolument insensible (fosse canine, coté droit du nez, etc).

Lavages à l'eau phéniquée plusieurs fois par jour ; deux fois par semaine injection de teinture d'iode étendue d'eau.

L'état général est excellent ; la cavité diminue en profondeur et communique très largement avec la bouche.

Le 20 juin, extraction d'un nouveau sequestre de petite dimension, dont il m'a été impossible de déterminer exactement la provenance.

L'insensibilité de la région sous-orbitaire persiste.

Depuis cette époque. D... est bien portant ; la cavité a diminué de plus en plus, et aujourd'hui, un an après l'ablation du dernier sequestre, il ne reste d'autre trace apparente de l'affection qu'un sillon peu profond, de 2 centimètres et demi de longueur, et une perte de substance correspondant à une grande partie de la voute palatine du côté droit, et à toutes les dents de ce côté, sauf la 2e molaire.

La voix est légèrement modifiée par la résonnance des sons dans cette arrière cavité buccale.

Extérieurement il n'y a aucune déformation bien apparente. La joue droite qui était autrefois plus volumineuse que l'autre est cependant aujourd'hui dans le rapport inverse ; et une petite dépression, d'ailleurs assez peu marquée, existe au bord inférieur de l'ouverture de la cavité orbitaire au point correspondant au sequestre n° 3.

Voici le résultat des mensurations que j'ai pratiquées le 1er juin 1880, mis en regard de celles qui ont été relevées le 12 avril 1878.

1° Du point de jonction du lobule de l'oreille avec la joue, à la partie inférieure du sillon de l'aile du nez :

	Le 12 août 1878.	Le 1er juin 1880.	Différence en moins.
A droite (côté malade) .	118mm	105mm	13mm
A gauche	113	112	

2° De la limite externe de la commissure des paupières à la commissure des lèvres.

Côté droit...............	72mm	67mm	5mm
Côté gauche.............	67	70	

Aujourd'hui, 10 *juin* 1880, un appareil prothétique a été appliqué pour combler la perte de substance du rebord alvéolaire et des dents ; il rétablit le timbre normal de la voix et la mastication qui était impossible du côté malade.

La sensibilité de la joue s'est légèrement améliorée de la périphérie vers le centre, mais elle est encore très obtuse en certains points.

RÉFLEXIONS.

L'observation qui vient d'être relatée comprend deux périodes bien distinctes et qui m'ont paru toutes deux également intéressantes.

A la première période correspond : le développement d'une cavité kystique laissant écouler à un moment donné du pus le long des racines de la première molaire ; l'ouverture large de cette cavité par l'extraction des racines de cette dent, enfin la diminution lente et graduelle de la suppuration.

La seconde période débute brusquement par des accidents aigus d'inflammation, qui s'étendent rapidement au maxillaire supérieur et entraînent la nécrose d'une grande partie de cet os ; elle se termine par la guérison définitive après élimination des sequestres.

1re PÉRIODE. — Les accidents de la première période soulèvent une double question de pathogénie et de diagnostic qui me semble devoir être résolue de la manière suivante :

La 1re grosse molaire cariée depuis longtemps à l'insu du malade, comme il arrive si souvent pour cette dent dont la destruction est particulièrement précoce, a présenté consécutivement des phénomènes de périostite chronique ; celle-ci a elle-même passé inaperçue ou, au moins, les douleurs qu'elle a déterminées n'ont pas laissé de souvenir au malade.

La périostite a amené, au sommet de la racine palatine, le développement d'un de ces petits kystes dont on constate si fréquemment la présence au sommet des racines des dents atteintes de cette affection, kystes qui peuvent acquérir un certain volume sans qu'il en résulte d'accidents sérieux, comme on l'observe assez souvent, et dont la pathogénie a d'ailleurs été longuement étudiée par M. Magitot.

C'est cette périostite du sommet de la racine palatine de la molaire avec formation d'un kyste qui a été le point de départ de tous les accidents.

J'admets donc d'emblée l'origine dentaire de l'affection, et cela pour les motifs suivants : la périostite des dents correspondant au sinus est une des causes les plus fréquentes des affections de cette cavité : or, dans le cas particulier, la racine palatine de la première molaire a été trouvée plongeant en partie dans le sinus ; aucune autre cause n'est signalée, la contusion de la région sous-orbitraire dont il est question dans l'observation étant elle-même postérieure de 18 mois au début des accidents.

Cela posé, en se développant la tumeur a envahi la cavité du sinus ; mais ici la marche peut être interprétée de diverses manières :

1° La tumeur, en s'accrosissant, a eu facilement raison de la mince lamelle osseuse qui sépare le fond de l'alvéole de la cavité du sinus ; celle-ci a été rapidement détruite et dès lors la tumeur s'est développée sans obstacle réel dans la cavité libre de l'antre d'Highmore :

2° La tumeur n'a pas détruit cette mince cloison ; elle s'est développée comme se développent les kystes des machoires qui ne sont pas au voisinage du sinus, en refoulant le tissu osseux tout autour d'elle, ou pour expliquer les faits dans un langage plus conforme à l'observation histologique, en provoquant une ostéite dont le double effet a été la disparition lente et graduelle du tissu osseux comprimé et la formation simultanée de nouvelles couches osseuses périphériques ;

3° On pourrait supposer encore que le petit kyste s'est ouvert directement dans la cavité du sinus, ou même que la racine qui le portait, par une anomalie qui n'est pas très rare , pénétrant dans cette cavité, a propagé à la muqueuse son inflammation ; il s'agirait alors d'un abcès développé dans la cavité même du sinus.

Cette dernière interprétation me parait devoir être rejetée tout d'abord à cause de l'absence absolue d'écoulement par le nez ; il est impossible d'admettre que cet écoulement n'ait pas lieu lorsque le liquide occupe réellement la cavité du sinus , celle-ci communiquant par un orifice constant avec les fosses nasales. Je ne crois pas que l'on puisse invoquer, dans le cas particulier , l'oblitération de cette ouverture par l'épaississement de la muqueuse enflammée ; il n'y a pas eu de symptôme d'inflammation constatée et en tous cas celle-ci ne se serait produite qu'après l'épanchement dans la cavité du sinus du contenu de la poche kystique : par conséquent, au moins au début, l'écoulement aurait dû se produire.

D'ailleurs, et c'est là une objection qui s'applique également à la première hypothèse, comment expliquer, si la cavité a été envahie et distendue par le liquide, en rapport direct avec la muqueuse ou isolé dans une poche distincte mais occupant toute cette cavité, comment admettre que la dilatation des parois osseuses se soit faite aussi inégalement , précisément aux points les plus épais (paroi antérieure et voute palatine) tandis que les parois supérieure et interne (plancher de l'orbite et paroi externe des forces nasales) qui sont minces et peu résistantes, n'ont présenté aucune déformation ?

Pour toutes ces raisons, et bien que la preuve anatomique fasse a peu près complètement défaut, j'admets plus volontiers la deuxième hypothèse, celle du développement d'un kyste à parois osseuses ayant envahi une partie plus ou moins considérable de la cavité du sinus. Dans cette hypothèse , on comprend que l'expansion de la tumeur ait dû se faire d'abord au voisinage de son lieu d'origine, et que la tuméfaction se soit manifestée d'abord à la joue et à la voute palatine sans avoir envahi nécessairement le plancher et l'orbite ou la paroi des fosses nasales.

Une des mensurations que j'ai faites apporte d'ailleurs un certain appui à cette manière de voir : en effet la profondeur de l'excavation, mesurée verticalement depuis l'entrée de l'alvéole n'est que de 3 cent., tandis que chez les sujets de cet âge, la distance minimum de l'espace compris entre l'entrée de l'alvéole palatin de la 1re molaire et le plancher de l'orbite mesurée dans les mêmes conditions est de 4 cent. à 4 cent. 1/2.

Quoiqu'il en soit de ces explications, je pense qu'il y a eu invasion d'une partie de la cavité du sinus par le kyste périostique développé au sommet de la racine palatine de la 1re molaire. Le kyste outre sa poche membraneuse avait *probablement* une coque osseuse.

Pendant longtemps ce kyste n'a contenu sans doute que le liquide citrin à cholestérine que l'on trouve en pareil cas; mais la contusion violente dont il est parlé dans l'observation et qui eut lieu 18 mois après la constatation par le malade du début de la maladie, imprima sans doute aux phénomènes une marche plus rapide ; peut-être même la poche s'inflamma-t-elle dès ce moment ?

Je ne crois pas cependant que le petit écoulement de pus qui a été observé à la joue après la contusion provint de l'intérieur de la cavité; rien du moins n'autorise à le penser : la petite quantité de liquide écoulé, la durée même de l'écoulement, l'absence de cicatrice apparente doivent même faire écarter cette hypothèse.

Mais, presque en même temps, D.... constate que sa dent est cariée, c'est-à-dire qu'il en souffre ; plus tard, seulement 6 mois après, il remarque l'écoulement du pus par la bouche : dès lors la cavité kystique est ouverte, mais par un orifice insuffisant.

En faisant l'extraction des racines de la dent malade et en maintenant une large ouverture pour l'écoulement, pour les lavages et pour les injections irritantes, je comptais sur une diminution graduelle de la cavité qui, à la longue, aurait pu amener la guérison définitive.

2ᵉ Période. — La cause des accidents de la deuxième période est certainement, d'une part, l'obstruction de l'orifice alvéolaire ; d'autre part, les manœuvres pratiquées par le malade pour rétablir la communication.

L'obstruction de l'orifice a eu pour conséquence peut-être la replétion de la cavité, en tous cas, la rétention d'une quantité plus ou moins considérable de liquide purulent dans des conditions où des phénomènes de décomposition putride ont dû se produire. Il n'en fallait pas davantage pour déterminer l'inflammation de la poche kystique, et ce sont sans doute les premiers signes de cette inflammation que D.... a ressentie dans la soirée du 19 avril.

Il est probable que si à ce moment on avait rétabli une large ouverture, tous les accidents qui menaçaient ne se seraient pas produits.

C'est alors qu'interviennent les manœuvres malheureuses du malade qui ont eu un tout autre résultat. Les dilacérations produites par l'instrument grossier qui a servi ont dû aboutir au décollement de la membrane kystique ; une petite quantité de liquide s'est écoulée au dehors, une autre partie s'est insinuée entre la poche et la paroi osseuse. Une ostéite s'est alors immédiatement déclarée, a envahi très rapidement une grande portion du maxillaire supérieur et déterminé la nécrose.

L'emphysème, qui a été si prononcé, est une particularité intéressante de l'observation. L'accumulation gazeuse est-elle due à l'aspiration de l'air, qui, à chaque inspiration aurait envahi la cavité du kyste et les clapiers, en pénétrant sous les muqueuses gingivale et palatine décollées, et par l'ouverture primitive incomplétement oblitérée ? Ou bien faut-il admettre que, par un mécanisme semblable, l'air est entré des fosses nasales dans le sinus, et de là sous la muqueuse décollée? Enfin ne s'agit-il pas plus probablement d'un emphyzème traumatique putride?

L'entrée de l'air par les fosses nasales ne me paraît pas vraisemblable ; la cavité kystique étant indépendante au début de ce côté, il est probable que si, par le fait des accidents de cette seconde période, il s'était établi là quelque orifice de communication, il eût livré passage au pus, et l'écoulement par le nez eut été nécessairement noté. Or, dans l'observation, cet écoulement n'est signalé qu'une seule fois, et encore assez peu abondant pour que le malade n'ait pu rien affirmer de positif à cet égard.

Il est donc à peu près certain que cette accumulation gazeuse est due, soit à l'appel de l'air contenu dans la cavité buccale, soit aux phénomènes de décomposition putride, et cette dernière explication est même la plus vraisemblable, en raison de la rapidité et de l'accuité des phénomènes inflammatoires qui avaient précisément la forme des accidents locaux de l'intoxication putride dans lesquels on observe si fréquemment ces formations de gaz.

Pour achever ces réflexions, je crois devoir attirer l'attention sur la terminaison heureuse de ces accidents qui ont, en somme, hâté la guérison définitive de D...., sans donner lieu à aucune difformité bien apparente.

Si, au contraire, les phénomènes avaient suivi leur cours régulier, il aurait fallu attendre plusieurs années pour que la cavité kystique s'efface complètement ; peut-être même D.... eût-il conservé indéfiniment une ouverture fistuleuse d'ailleurs sans inconvénient.

Lille Imp. L. Danel.